中医传世经典诵读本

神农本草经百种录

清·徐灵胎◎著

U0297425

中国健康传媒集团

中国医药科技出版社

图书在版编目（CIP）数据

神农本草经百种录/（清）徐灵胎著.—北京：中国医药科技出版社,2016.5
（中医传世经典诵读本）
ISBN 978-7-5067-8325-5

Ⅰ.①神… Ⅱ.①徐… Ⅲ.①《神农本草经》-图录
Ⅳ.①R281.2-64

中国版本图书馆 CIP 数据核字（2016）第 058813 号

美术编辑 陈君杞
版式设计 锋尚设计

出版 **中国健康传媒集团**｜**中国医药科技出版社**
地址 北京市海淀区文慧园北路甲 22 号
邮编 100082
电话 发行：010-62227427 邮购：010-62236938
网址 www.cmstp.com
规格 880×1230mm $\frac{1}{64}$
印张 $1\frac{3}{4}$
字数 47 千字
版次 2016 年 5 月第 1 版
印次 2021 年 2 月第 3 次印刷
印刷 三河市百盛印装有限公司
经销 全国各地新华书店
书号 ISBN 978-7-5067-8325-5
定价 10.00 元

获取新书信息、投稿、
为图书纠错，请扫码
联系我们。

内容提要

《神农本草经百种录》为清代名医徐灵胎所著，初刊于清·乾隆元年（1736年）。此本共一卷。书前有徐氏自序，次列《凡例》，后接目录及正文。其中正文收录一百种药物，依目次分上、中、下三品。其中上品63种，中品25种，下品12种。各品级下，录载该品所收药物经文（《本经》条文取自《大观本草》），每句经文下为徐氏注文，并在各药后另加按语，详析每味药之性味、主治、功效、药理。

本书可视为阐述本草药用机制与用药规律之著作。《四库全书总录提要》对此书评价为："凡所笺释，多有精意，较李时珍《本草纲目》所载发明诸条，颇为简要"。

序

　　百物与人殊体，而人藉以养生却病者，何也？盖天地亦物耳，惟其形体至大，则不能无生。其生人也得其纯，其生动物也得其杂，其生植物也得其偏。顾人之所谓纯者，其初生之理然耳。及其感风寒暑湿之邪，喜怒忧思之扰，而纯者遂漓，漓则气伤，气伤则形败。而物之杂者、偏者，反能以其所得之性补之、救之。圣人知其然也，思救人必先知物。盖气不能违理，形不能违气，视色别味，察声辨臭，权轻重，度长短，审形之事也；测时令，详嗜好，分盛衰，别土宜，求气之术也。形气得而性以得。性者，物所生之理也，由是而立本草、制汤剂以之治人。有余泻之，不足补之，寒者热之，热者寒之，温者清之，清者温之，从者反治，逆者正治。或以类相从，或以畏忌各矫其弊以复于平。其始则异，其终则同。夫天地生之，圣人保之，造化之能，圣人半之，天地不能专也。汉末张仲景《金匮要略》及

神农本草经百种录

《伤寒论》中诸方，大半皆三代以前遗法，其用药之义，与《本经》吻合无间。审病施方，应验如响。自唐以后，药性不明，方多自撰，如《千金方》《外台秘要》之属，执药治病，气性虽不相背，而变化已鲜。沿及宋元药品日增，性未研极，师心自用，谬误相仍。即用《本经》诸种，其精微妙义，多所遗漏。是以方不成方，药非其药，间有效用，亦偶中而非可取。必良由《本经》之不讲故也。余窃悲焉！欲详为阐述，其如耳目所及无多，古今名实互异，地土殊产，气味不同。且近世医人所不常用之药，无识别而收采者。更有殊能异性，义在隐微，一时难以推测，若必尽解全经，不免昧心诬圣。是以但择耳目所习见不疑，而理有可测者，共得百种，为之探本溯源，发其所以然之义，使古圣立方治病之心灼然可见，而其他则阙焉。后之君子，或可因之而悟其全，虽荒陋可嗤，而敬慎足矜也。

乾隆元年岁在柔兆执徐余月上弦松陵徐大椿题
于扬子江舟次

凡 例

一、录此百种，原以辨明药性，阐发义蕴，使读者深识其所以然，因此悟彼，方药不致误用，非备品以便查阅也。览者勿以不载常用之药为疑。

二、诸药有独具之性者，则用详解。其兼长可互见者，俱不重出，推类自明。

三、此解亦间有与前人相同者，但彼只释其所当然，而未推测其所以然。知所当然，则用古之方，能不失古人之意；知所以然，则方可自制，而亦能合古人制方之义也。故此解皆著其所以然之故，而浅近易晓者则略焉。

四、所解诸药，乃就市中所有，审形辨味，以合经义。至古今土产各殊，或有尚非正义与尚有遗义者，则俟知者正之。

五、诸药有所出地名，杂以后汉时郡县，陶隐居疑为仲景、元化等所记。是《本经》所载，已不皆神农以来所产之地矣。今之所产，又大半非汉时所产之地。欲尽考其实，固无从也，故不复列而解之。

六、《本经》所载，一名甚多，因无可解，故亦不列。

七、品第及字样，俱依明重刻宋大观刊唐慎微本所载白字《本经》。考陶隐居《本草》，有朱书墨书之别，朱书为《神农本经》，墨书为《名医别录》。开宝间重定印本于《本经》易朱书为白字，《大观》本遵之。虽未必无传讹，而取其近古，犹胜于近刻也。

八、详解只此百种，余亦颇有略为解者，以资人者浅，一概不存。

目　录

上　品

中医传世经典诵读本

中　品

下　品

上　品

丹　砂

　　味甘，微寒。甘言味，寒言性，何以不言色与气？盖入口则知其味，入腹则知其性，若色与气则在下文主治之中可推而知之也。**主身体五脏百病。**百病者，凡病皆可用，无所禁忌，非谓能治天下之病也。凡和平之药皆如此。**养精神，**凡精气所结之物，皆足以养精神。人与天地同，此精气以类相益也。**安魂魄，**赤入心，重镇怯。**益气，**气降则藏，藏则益。**明目，**凡石药皆能明目，石者金气所凝，目之能鉴物，亦金气所成也。又五脏之精皆上注于目，目大小眦属心，丹砂益目中心脏之精。**杀精魅邪恶鬼。**大赤为天地纯阳之色，故足以辟阴邪。久服，**通神明，不老。能化为汞。**石属金，汞亦金之精也。凡上品之药，皆得天地五行之精以成其质。人身不外阴阳五行，采其精气以补真元，则神灵通而形质固矣。但物性皆偏，太过不及，翻足为害，苟非通乎造化之微者，未有试而不毙者也。

此因其色与质以知其效者。丹砂正赤，为纯阳之色。心属火，色赤，故能入心，而统治心经之证。其质重，故又有镇坠气血之能也。凡药之用，或取其气，或取其味，或取其色，或取其形，或取其质，或取其性情，或取其所生之时，或取其所成之地，各以其所偏胜而即资之疗疾，故能补偏救弊，调和脏腑。深求其理，可自得之。

云 母

味甘，平。主身皮死肌，云母色白属金，故为肺经之药。又肺主皮毛，云母薄叠如皮，亦与肺合也。中风寒热，如在车船上，肺气震荡，此能镇之。除邪气，安五脏，亦清镇之功。益子精，肺为肾源。明目，目白属肺，此能益目中肺脏之精。久服，轻身延年。肺旺则气旺，故有此效。

云母虽有五色，而白其正色也。白属金，金生水，故云母之上常生云气。云者，地气上升，欲为雨而未成雨者也。肺属金而在上，为人身水源，与云母相类，故为肺金之药。

石钟乳

味甘，温。主咳逆上气，钟乳石体属金，又其象，下垂而中空，故能入肺降逆。明目，能益目中肺脏之精。益精，能引肺气入肾。安五脏，通百节，利九窍，降气则脏安，中虚则窍通。下乳汁。钟乳即石汁如乳者所溜而成，与乳为类，故能下乳汁也。

此以形为治。石为土中之金，钟乳石液所凝乃金之液也，故其功专于补肺。以其下垂，故能下气。以其中空，故能通窍。又肺朝百脉，肺气利则无所不利矣。自唐以前，多以钟乳为服食之药，以其能直达肾经，骤长阳气，合诸补肾之品，用以房中之术最效。但此乃深岩幽谷之中，水溜凝结而成，所谓金中之水，其体至阴，而石药多悍，性反属阳，故能补人身阴中之火。阴火一发，莫可制伏，故久服毒发，至不可救。惟升炼得宜，因证施治，以交肺肾子母之脏，实有殊能也。

矾　石

味酸，寒。矾石味涩而云酸者，盖五味中无涩，涩即酸之变味，涩味收敛亦与酸同，如五色中之紫，即红之变色也。**主寒热**，寒热为肝经之疾，酸能收敛肝气。**泄痢白沃**，亦收涩之功。**阴蚀恶疮**，味烈性寒，故能杀湿热之虫，除湿热之毒。**目痛**，制火清金。**坚骨齿**。**敛气固精**。**练饵服之，轻身不老，增年**。

此以味为治，矾石之味最烈，而独成一味，故其功皆在于味。

朴 硝

味苦，寒。朴硝味咸而云苦者，或古时所产之地与今不同，故味异耶？抑或以咸极而生苦耶？主百病，除寒热邪气，邪气凝结则生寒热，硝味咸苦，能软坚而解散之。逐六腑积聚结固留癖，硝质重性轻而能透发郁结，置金石器中尚能渗出，故遇积聚等邪，无不消解也。能化七十二种石。此软坚之甚者。炼饵服之，轻身神仙。消尽人身之滓秽，以存其精华，故有此效。

硝者，消也。朴硝乃至阴之精，而乘阳以出，其本水也，其标火也。遇湿则化为水，遇火则升为火，体最清而用最变，故丹家重之。石属金，硝遇火则亦变火。盖无火之性，而得火之精气者也。火铄金，故能化石。

滑　石

　　味甘，寒。主身热，寒能除热。泄澼，滑石能滑利大小肠，分清水谷。水谷分，则泄澼愈矣。女子乳难，乳亦水类，滑石利水且能润窍，故有通乳之功。癃闭，利小便，滑利小肠。荡胃中积聚寒热，滑利大肠，凡积聚寒热由蓄饮垢腻成者，皆能除之。益精气。邪去则津液自生。久服，轻身，耐饥长年。通利之药，皆益胃气。胃气利，则其效如此。

　　此以质为治，凡石性多燥，而滑石体最

滑润，得石中阴和之性以成，故通利肠胃，去积除水，解热降气。石药中之最和平者也。

禹余粮

味甘，寒。主咳逆，补中降气，不使上逆。寒热，除脾胃气虚，及有湿滞之寒热。烦满，补脾之功。下赤白，质燥性寒，故能除湿热之疾。血闭癥瘕，消湿热所滞之瘀积。大热。热在阳明者必甚，此能除之。炼饵服之，不饥，其质类谷粉而补脾土，所以谓之粮而能充饥也。轻身延年。补养后天之效。

禹余粮，色黄，质腻，味甘，乃得土气之精以生者也。故补益脾胃，除热燥湿之功为多。凡一病各有所因，治病者必审其因而治之，所谓求其本也。如同一寒热也，有外感之寒热，有内伤之寒热，有杂病之寒热。若禹余粮之所治，乃脾胃湿滞之寒热也。后人见《本草》有治寒热之语，遂以治凡病之寒热，则非惟不效，而且有害。自宋以来，往往蹈此病，皆《本草》不讲之故耳。

紫石英

味甘，温。主心腹咳逆，甘能和中，重能降气。邪气，散风寒。补不足，补心血之不足。女子风寒在子宫，绝孕十年无子。子宫属冲脉、血海，风寒入于其中，他药所不能及，紫石英色紫入血分，体重能下达，故能入于冲脉之底，风寒妨孕，温能散寒驱风也。久服，温中，轻身延年。补血纳气之功。

此以色为治，色紫则入心，心主血，故能补血。其降气而能入下焦，则质重之效也。

五石脂

青石、赤石、黄石、白石、黑石脂等，味甘，平。主黄疸，泄痢肠澼，脓血阴蚀，皆湿气在太阴、阳明之病也。下血赤白，收涩之功。邪气，正气敛则邪气除。痈肿，疽痔，恶疮，头疡，疥瘙。此皆湿郁所生之毒。能除湿则诸病亦退。久服，补髓益气，肥健不饥，轻身延年。敛精气而燥脾土，故有此效。五石脂各随五色补五脏。性治略同，而所补之脏各异。

石脂得金土杂气以成，故湿土之质，而

有燥金之用。脾恶湿，燥能补之。然其质属土，不至过燥，又得秋金敛藏之性，乃治湿之圣药也。

扁 青

味甘，平。主目痛，明目，养肝之功。折跌痈肿，金疮不瘳。收涩敛肌之功。破积聚，消肝邪也。解毒气，利精神。久服，轻身不老。精气所结之物，故能除毒，益精，增年也。

《内经》云：五脏六腑之精，皆上注于目。故目虽属肝之窍，而白乃肺之精也。五行之中，火能舒光照物，而不能鉴物，惟金之明，乃能鉴物。石体属金，故石药皆能明目。而扁青生于山之有金处，盖金气精华之所结也，又色青属肝，于目疾尤宜。凡草木中，得秋金之气者亦然。凡物精华所结者，皆得天地清粹之气以成，而秽浊不正之气不得干之，故皆有解毒之功。其非精华所结，而亦能解毒者，则必物性之相制，或以毒攻毒也。

菖　蒲

味辛，温。主风寒，辛能散风，温能驱寒。湿痹，芳燥能除湿。咳逆上气。开窍下逆。开心孔，香入心。补五脏，气通和，则补益。通九窍，明耳目，出声音。芳香清烈，故走达诸窍而和通之，耳目喉咙皆窍也。久服，轻身，气不阻滞则身体通利。不忘，不迷惑，延年。气通则津液得布。故不但能开窍顺气，且能益精养神也。

菖蒲能于水石中横行四达，辛烈芳香，则其气之盛可知，故入于人身，亦能不为湿滞痰涎所阻。凡物之生于天地间，气性何如，则入于人身，其奏效亦如之。盖人者得天地之和气以生，其气血之性，肖乎天地，故以物性之偏者投之，而亦无不应也。余可类推。

菊　花

味苦，平。主风，头眩肿痛，目欲脱，泪出，芳香上达，又得秋金之气，故能平肝风而益金水。皮肤死肌，清肺疏风。恶风湿痹。驱风散湿。久服，利血气，轻身，耐老延年。菊花晚开晚落，花中之最寿者也，故其益人如此。

凡芳香之物，皆能治头目肌表之疾。但香则无不辛燥者，惟菊得天地秋金清肃之气，而不甚燥烈，故于头目风火之疾尤宜焉。

人 参

味甘，微寒。主补五脏，安精神，定魂魄，止惊悸，有形无形，无一之不补也。除邪气，正气充则邪气自除。明目，五脏六腑之精皆上注于目，此所云明乃补其精之效，非若他药，专有明目之功也。开心益智。人参气盛而不滞，补而兼通，故能入心孔而益神明也。久服，轻身延年。补气之功。

人参得天地精英纯粹之气以生，与人之气体相似，故于人身无所不补。非若他药有偏长而治病各有其能也。凡补气之药皆

属阳，惟人参能补气，而体质属阴，故无刚
燥之病，而又能入于阴分，最为可贵。然力
大而峻，用之失宜，其害亦甚于他药也。今
医家之用参救人者少，杀人者多。盖人之死
于虚者十之一二，死于病者十之八九。人参
长于补虚，而短于攻疾。医家不论病之已去
未去，于病久，或体弱，或富贵之人，皆必
用参。一则过为谨慎，一则借以塞责，而病
家亦以用参为尽慈孝之道。不知病未去而
用参，则非独元气不充，而病根遂固，诸药
罔效，终无愈期。故曰杀人者多也。或曰：
仲景伤寒方中，病未去而用参者不少，如小
柴胡、新加汤之类，何也？曰：此则以补为
泻之法也。古人曲审病情至精至密，知病有
分有合。合者邪正并居，当专于攻散；分者

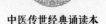

邪正相离，有虚有实。实处宜泻，虚处宜补。一方之中，兼用无碍，且能相济，则用人参以建中生津，拓出邪气，更为有力。若邪气尚盛而未分，必从专治，无用参之法也。况用之亦皆入疏散药中，从无与熟地、萸肉等药同入感证方中者。明乎此，而后能不以生人者杀人矣。人参亦草根耳，与人殊体，何以能骤益人之精血。盖人参乃升提元气之药，元气下陷，不能与精血流贯，人参能提之使起，如火药藏于炮内不能升发，则以火发之。若炮中本无火药，虽以炮投火中不能发也，此补之义也。

甘 草

味甘，平。主五脏六腑寒热邪气，甘能

补中气，中气旺则脏腑之精皆能四布，而驱其不正之气也。**坚筋骨，长肌肉，倍力，形不足者，补之以味，甘草之甘为土之正味，而又最厚，故其功如此。金疮肿，**脾主肌肉，补脾则能填满肌肉也。**解毒。**甘为味中之至正味，正则气性宜正，故能除毒。**久服，轻身延年。**补后天之功。

此以味为治也。味之甘，至甘草而极。甘属土，故其效皆在于脾。脾为后天之主，五脏六腑皆受气焉。脾气盛，则五脏皆循环受益也。

干地黄

味甘，寒。主折跌绝筋，伤中，逐血痹，行血之功。填骨髓，血足能化精，而色黑归肾也。长肌肉。脾统血，血充则肌肉亦满矣。作汤，除寒热积聚，血充足则邪气散，血流动则凝滞消。除痹。血和利则经脉畅。生者尤良。血贵流行，不贵滋腻，故中古以前用熟地者甚少。久服，轻身不老。补血之功。

地黄色与质皆类血，故入人身则专于补血。血补则阴气得和，而无枯燥拘牵之疾矣。古方只有干地黄、生地黄，从无用熟地黄者。熟地黄乃唐以后制法，以之加入温补肾经中药颇为得宜。若于汤剂及养血、凉血等方甚属不合。盖地黄专取其性凉而滑利流通，熟则腻滞不凉全失其本性矣。又仲景《伤寒》一百十三方，惟复脉用地黄。盖伤寒之病，邪从外入，最忌滋滞。即使用补，必兼疏拓之性者，方可入剂。否则邪气向里，必有遗害。今人一见所现之证，稍涉虚象，便以六味汤为常用之品，杀人如麻，可胜长叹。

术

味苦，温。主风寒湿痹，死肌，气厚而兼辛散，故能除邪而利筋脉肌肤也。痉，平肝风。疸，去湿。止汗，固肌肤。除热，益脾阴。消食，健脾气。作煎饵，久服，轻身延年，不饥。脾胃充则体强健而不易饥也。

术者，土之精也。色黄，气香，味苦而带甘，性温，皆属于土，故能补益脾土。又其气甚烈，而芳香四达，故又能达于筋脉肌肤，而不专于建中宫也。

菟丝子

味辛，平。主续绝伤，子中有丝不断，故能补续筋骨。补不足，益气力，肥健。滑润有脂膏，自能生精益气而长肌肉也。汁去面䵟，亦滑泽之功。久服，明目，轻身延年。生精则目明而强且寿也。

子中之最有脂膏者，莫如菟丝。且炒熟则芳香又润而不滑，故能补益肝脾也。凡药性有专长，此在可解不可解之间，虽圣人亦必试验而后知之。如菟丝之去面䵟，亦其一端也。以其辛散耶，则辛散之药甚多；以其滑泽耶，则滑泽之物亦甚多，何以他药皆不能去而独菟丝能之? 盖物之生，各得天地一偏之气，故其性自有相制之理。但显于形质气味者，可以推测而知，其深藏于性中者，不可以常理求也。故古人有单方及秘方，往往以一二种药治一病而得奇中。及视其方，皆不若经方之必有经络奇偶配合之道，而效反神速者，皆得其药之专能也。药中如此者极多，可以类推。

牛　膝

味苦酸。此止言味而不言性，疑阙文也。后凡不言性者仿此。**主寒湿痿痹，四肢拘挛，膝痛不可屈伸，**皆舒筋行血之功。**逐血气，**破瘀血也。**伤热火烂，**清血热也。**坠胎。**降血气也。**久服，轻身耐老。**血和之功。

此乃以其形而知其性也。凡物之根皆横生，而牛膝独直下，其长细而韧，酷似人筋，所以能舒筋通脉，下血降气，为诸下达药之先导也。筋属肝，肝藏血，凡能舒筋之药，俱能治血，故又为通利血脉之品。

柴 胡

味苦，平。主心腹，去肠胃中结气，轻扬之体，能疏肠胃之滞气。饮食积聚，疏肠胃之滞物。寒热邪气，驱经络之外邪。推陈致新。总上三者言之，邪去则正复也。久服，轻身，明目益精。诸邪不能容，则正气流通，故有此效。

柴胡，肠胃之药也。观经中所言治效，皆主肠胃，以其气味轻清，能于顽土中疏理滞气，故其功如此。天下惟木能疏土，前人皆指为少阳之药，是知其末，而未知其本也。张仲景小柴胡汤专治少阳，以此为主药，何也?按伤寒传经次第，先太阳，次阳明，次少阳。然则少阳虽在太阳、阳明之间，而传经乃居阳明之后，过阳明而后入少阳，则少阳反在阳明之内也。盖以所居之位言，则少阳在太阳、阳明之间；以从入之道言，则少阳在太阳、阳明之内。故治少阳，与太阳绝不相干，而与阳明为近，如小柴胡汤之半夏、甘草，皆阳明之药也。惟其然，故气味须轻清疏达，而后邪能透土以出。知此则仲景用柴胡之义明，而柴胡为肠胃之药亦明矣。

麦门冬

味甘，平。主心腹结气，解枯燥之结气。伤中伤饱，胃络脉绝，补续胃中之阴气。羸瘦短气。补胃则生肌，清火则益气。久服，轻身，不老，不饥。后天足则体健而能耐饥也。

麦冬甘平滋润，为纯补胃阴之药。后人以为肺药者，盖土能生金，肺气全恃胃阴以生。胃气润肺，自资其益也。

车 前 子

味甘，寒。主气癃，止痛，利水道，通小便，专利下焦气分。除湿痹。湿必由膀胱出，下焦利则湿气除。久服，轻身耐老。气顺湿除，则肢体康强也。

凡多子之药皆属肾，故古方用入补肾药中。盖肾者，人之子宫也。车前多子，亦肾经之药。然以其质滑而气薄，不能全补，则为肾腑膀胱之药。膀胱乃肾气输泄之道路也。

木 香

味辛。主邪气，辟毒疫温鬼，气极芳烈，能除邪秽不祥也。强志，香气通于心。主淋露。心与小肠为表里，心气下交与小肠，则便得调矣。久服，不梦寤、魇寐。心气通则神魂定。

木香以气胜，故其功皆在乎气。《内经》云：心主臭。凡气烈之药皆入心。木香，香而不散，则气能下达，故又能通其气于小肠也。

薏苡仁

味甘，微寒。主筋急拘挛，不可屈伸，

风湿痹，专除阳明之湿热。下气。直达下焦。久服，轻身益气。阳明气利则体强而气充也。其根下三虫。除阳明湿热所生之虫。

薏苡仁甘淡冲和，质类米谷，又体重力厚，故能补益胃气，舒筋除湿中虚，故又能通降湿热使下行。盖凡筋急痹痛等疾，皆痿证之类。《内经》治痿独取阳明，薏苡为阳明之药，故能已诸疾也。

泽 泻

味甘，寒。主风寒湿痹，凡挟水气之疾，皆能除之。乳难，乳亦水类，故能通乳也。消水，使水归于膀胱。养五脏，益气力，水气除则脏安而气生也。肥健，脾恶湿，脾气燥，则肌肉充而肥健也。久服，耳目聪明，不饥，延年轻身，面生光，皆涤水除湿之功。能行水上，水气尽，则身轻而入水不没矣。

泽泻乃通利脾胃之药，以其淡渗能利土中之水，水去则土燥而气充，脾恶湿故也。但湿气必自膀胱而出，泽泻能下达膀胱，故又为膀胱之药。

远　志

味苦，温。主咳逆，气滞之咳。伤中，补不足，心主营，营气顺则中焦自足。除邪气，利九窍，辛香疏达，则能辟秽通窍也。益智慧，耳目聪明，不忘，强志，心气通则精足神全矣。倍力，心气盛则脾气亦强，而力生也。久服，轻身不老。气和之效。

远志气味苦辛，而芳香清烈，无微不达，故为心家气分之药。心火能生脾土，心气盛，则脾气亦和，故又能益中焦之气也。

龙 胆

味苦涩。主骨间寒热，治肝邪犯肾之寒热。惊痫邪气，肝火犯心之邪。续绝伤，敛筋骨之气。定五脏，敛脏中之气。杀蛊毒。除热结之气。久服，益智不忘，收敛心中之神气。轻身耐老。热邪去而正气归，故有此效。

药之味涩者绝少，龙胆之功皆在于涩，此以味为主也。涩者，酸辛之变味，兼金木之性者也，故能清敛肝家之邪火。人身惟肝火最横,能下挟肾中之游火,上引包络之相火,相持为害。肝火清,则诸火渐息,而百体清宁矣。

细 辛

味辛,温。主咳逆,散肺经之风。头痛脑动,散头风。百节拘挛,风湿痹痛,死肌。散筋骨肌肉之风。久服明目,利九窍,散诸窍之风。轻身延年,风气除,则身健而寿矣。

此以气为治也。凡药香者,皆能疏散风邪。细辛气盛而味烈,其疏散之力更大。且风必挟寒以来,而又本热而标寒。细辛性温,又能驱逐寒气,其疏散上下之风邪,能无微不入,无处不到也。

石　斛

石斛其说不一，出庐江六安者色青，长二三寸，如钗股，世谓之金钗石斛，折之有肉而实，咀之有腻涎黏齿，味甘淡，此为最佳。如市中长而黄色及枯槁无味者，皆木斛也。因近日无不误用，故附记于此。味甘，平。主伤中，培脾土。除痹，治肉痹。下气，使中气不失守。补五脏虚劳，后天得养，则五脏皆补也。羸瘦，长肌肉。强阴，补脾阴。久服，厚肠胃，肠胃为中脏之府。轻身延年，补益后天之效。

凡五味各有所属，甘味属土，然土实无味也。故《洪范》论五行之味，润下作咸，炎上作苦，曲直作酸，从革作辛，皆即其物言之。

惟于土则曰稼穑作甘，不指土，而指土之所生者，可知土本无味也，无味即为淡，淡者五味之所从出，即土之正味也，故味之淡者，皆属土。石斛味甘而实淡，得土味之全，故其功专补脾胃，而又和平不偏也。

蓍 实

味苦，平。主益气，充肌肤，得天地之和气以生，故亦能益人之正气而强健也。明目，聪慧先知。蓍草神物，揲之能前知。盖得天地之灵气以生，故亦能益人之神明也。久服，不饥不老，轻身。气足神全，故有此效。

此因其物之所能以益人之能也。昔圣人幽赞于神明而生蓍，此草中之神物也。服之则补人之神，自能聪慧前知矣，食肉者鄙，不益信夫。

黄　连

味苦，寒。主热气，除热在气分者。目痛，眦伤泪出，明目，除湿热在上之病。肠澼，腹痛下痢，除湿热在中之病。妇人阴中肿痛。除湿热在下之病。久服，令人不忘。苦入心，能补心也。

苦味属火，其性皆热，此固常理。黄连至苦，而反至寒，则得火之味与水之性者也，故能除水火相乱之病。水火相乱者，湿热是也。凡药能去湿者，必增热，能除热者，必不能去湿。惟黄连能以苦燥湿，以寒除热，一举两得，莫神于此。心属火，寒胜火，则黄连宜为泻心之药，而反能补心何也?盖苦为火之正味，乃以味补之也。若心家有邪火，则此亦能泻之，而真火反得宁，是泻之即所以补之也。苦之极者，其性反寒，即《内经》亢害承制之义。所谓火盛之极，反兼水化也。

黄 芪

味甘，微温。主痈疽，久败疮，排脓止痛，除肌肉中之热毒。大风癞疾，去肌肉中之风毒。五痔，鼠瘘，去肌肉中之湿毒。补虚，补脾胃之虚。小儿百病。小儿当补后天，后天者，肌肉之本也。

黄芪甘淡而温，得土之正味、正性，故其功专补脾胃。味又微辛，故能驱脾胃中诸邪。其皮最厚，故亦能补皮肉，为外科生肌长肉之圣药也。

肉苁蓉

陶隐居云：是马精落地所生，后有此种则蔓延者也。味甘，微温。主五劳七伤，补中，补诸精虚之证。除茎中寒热痛，茎中者，精之道路也。精虚则有此痛，补精则其病自已矣。养五脏，强阴，益精气，多子，五脏各有精，精足则阴足，而肾者又藏精之所也，精足则多子矣。妇人癥瘕，精充则邪气消，且咸能软坚也。久服，轻身。精足之功。

此以形质为治也。苁蓉象人之阴而滋润黏腻，故能治前阴诸疾而补精气。如地黄色质象血，则补血也。

防 风

味甘，温。主大风，头眩痛，恶风，风邪，风病无不治也。目盲无所见，风在上窍也。风行周身，风在遍体也。骨节疼痛，风在筋骨也。烦满，风在上焦也。久服，轻身。风气除则有此效。

凡药之质轻而气盛者，皆属风药，以风即天地之气也。但风之中人，各有经络，而药之受气于天地，亦各有专能，故所治各不同。于形质气味细察而详分之，必有一定之理也。防风治周身之风，乃风药之统领也。

续 断

味苦，微温。主伤寒，苦温能散寒。补

不足，补伤损之不足。金疮痈伤，折跌，续筋骨，肌肉筋骨有伤，皆能治之。妇人乳难。通滞之功。久服，益气力。强筋骨也。

此以形为治。续断有肉有筋，如人筋在肉中之象，而色带紫黑，为肝肾之色，故能补续筋骨。又其性直下，故亦能降气以达下焦也。

决明子

味咸，平。主青盲，目淫肤赤白膜，眼赤痛，泪出。凡目病内外等证，无所不治。久服，益精光，不但能治目邪，而且能补目之精也，皆咸降清火之功。轻身。火清则体健也。

决明生于秋，得金气之正。其色极黄，得金之色，其功专于明目，详上扁青条内。夫金之正色，白而非黄，但白为受色之地，乃无色之色耳。故凡物之属金者，往往借土之色以为色，即五金亦以黄金为贵，子肖其母也。草木至秋，感金气则黄落，故诸花实之中，凡色黄而耐久者，皆得金气为多者也。

丹　参

味苦，微寒。主心腹邪气，赤走心，故能逐心腹之邪。肠鸣幽幽如走水，心与脾不和则鸣。寒热积聚，破癥除瘕，赤走血，凡血病凝结者无不治之。止烦满，心气不舒。益气，益心气。

此以色为治也。赤走心，心主血，故丹参能走心以治血分之病。又辛散而润泽，故能通利而涤邪也。

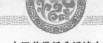

五味子

味酸，温。主益气，气敛则益。咳逆上气，肺主气，肺气敛则咳逆除，而气亦降也。劳伤羸瘦，补不足，气敛藏，则病不侵而身强盛矣。强阴，气敛则归阴。益男子精。肾主收藏，而精者肾之所藏者也，故收敛之物无不益肾。五味形又似肾，故为补肾之要药。

此以味为治也。凡酸味皆敛，而五味酸之极，则敛之极，极则不止于敛，而且能藏矣。藏者，冬之令，属肾，故五味能补肾也。

蛇床子

味苦，平。主妇人阴中肿痛，男子阳

痿、湿痹，皆下体湿毒之病。除痹气，利关节，除湿痰在筋骨之证。癫痫，除湿痰在心之证。恶疮。亦湿毒所生。久服轻身。湿去则身轻。

蛇床生阴湿卑下之地，而芬芳燥烈，不受阴湿之气，故入于人身，亦能于下焦湿气所归之处，逐其邪而补其正也。

沙　参

味苦，微寒。主血积，肺气上逆之血。惊气，心火犯肺。除寒热，肺家失调之寒热。补中，肺主气，肺气和则气充而三焦实也。益肺气。色白体轻，故入肺也。久服利人。肺气清和之效。

肺主气，故肺家之药气胜者为多。但气

胜之品必偏于燥，而能滋肺者，又腻滞而不清虚，惟沙参为肺家气分中理血之药，色白体轻，疏通而不燥，润泽而不滞，血阻于肺者，非此不能清也。

菌　桂

味辛，温。主百病，言百病用之得宜，皆有益也。养精神，通达脏腑，益在内也。和颜色，调畅血脉，益在外也。为诸药先聘通使。辛香四达，引药以通经络。久服，轻身不老，血脉通利之效。面生光华，媚好常如童子。血和则润泽也。

寒气之郁结不舒者，惟辛温可以散之。桂性温补阳而香气最烈，则不专于补，而又能驱逐阴邪。凡阴气所结，能与药相拒，非此不能入也。人身有气中之阳，有血中之阳。气中之阳，走而不守；血中之阳，守而不走。凡药之气胜者，往往补气中之阳；质胜者，往往补血中之阳。如附子暖血，肉桂暖气，一定之理也。然气之阳胜则能动血，血之阳胜则能益气，又相因之理也。桂，气分药也，而其验则见于血，其义不晓然乎。

松　脂

味苦，温。主疽恶疮，头疡白秃，疥瘙，除湿火所化之病。风气，香散风。安五脏，补脂液。除热。性耐寒暑。久服轻身，不老延年。松多脂而寿故也。

松之精气在皮，故其脂皆生于皮。其质黏腻似湿，而性极燥，故凡湿热之在皮肤者，皆能治之。凡痈疽疮疥之疾，皆皮肤湿火所郁，必腐肉伤皮，流脓结痂而后愈。松之皮，日易月新，脂从皮出，全无伤损，感其气者，即成脓脱痂而愈。义取其象之肖也。

槐　实

味苦，寒。主五内邪气热，清浮游不归根之火。止涎唾，清肺经湿火。补绝伤，阳明主机关，此能滋养阳明也。五痔火疮，妇人乳瘕，皆阳明燥金之痰。子脏急痛。亦阳明经脉之病。

槐当秋而实，得金之令。色黄，得金之色，故其性体清肃，乃手太阴、手阳明之要药也。金衰则为火所侮，凡有余之火，不能归藏其宅，必犯肺与大肠，得此清肃之气以助之，则火不能伤而自归其宅，不治火而火自退。此从本之治，医之良法也。

柏　实

味甘，平。主惊悸，清火经之游火。安五脏，滋润之功。益气，壮火食气，火宁则气益也。除风湿痹。得秋金之令能燥湿平肝也。久服，令人润泽美色，耳目聪明，滋润皮肤及诸窍。不饥不老，轻身延年。柏之性不假灌溉而能寿也。

柏得天地坚刚之性以生，不与物变迁，经冬弥翠，故能宁心神敛心气，而不为邪风游火所侵克也。人之生理谓之仁，仁藏于心。物之生机在于实，故实亦谓之仁。凡草木之仁，皆能养心气，以类相应也。

茯苓

古注茯苓，皆云松脂入地所结，无苗叶花实。今之茯苓，皆有蔓可种，疑古今有异同也。味甘，平。主胸胁逆气，忧恚，惊邪恐悸，心下结痛，寒热烦满，咳逆，皆脾虚不能化水，痰饮留结诸经之疾。口焦舌干，胸有饮，则水下聚而津液不升。利小便。淡渗利水道。久服，安魂养神，不饥延年。心脾和通之效。

茯苓生山谷之中，得松柏之余气，其味极淡，故为调补脾阴之药，义见石斛条下。凡人邪气郁结，津液不行，则为痰为饮。痰浓稠为火之所结，饮清稀为水之所停。故治痰则咸以降之，治饮则淡以利之。若投以重剂，反拒而不相入，惟茯苓极轻淡，属土，土胜水能疏之涤之，令从膀胱以出，病渐去而不觉也。观仲景猪苓汤、五苓散等方，义自见矣。

柏　木

味苦，寒。主五脏、肠胃中结热，黄疸，肠痔，止泄痢，女子漏下赤白，阴阳蚀疮。皆阳明表里上下所生湿热之疾。

黄柏极黄，得金之色，故能清热。其味极苦，苦属火，则又能燥湿。凡燥者未有不热，而寒者未有不湿，惟黄柏于清热之中而兼燥湿之效。盖黄色属金，阳明为燥金，故其治皆除阳明湿热之疾，气类相感也。

干 漆

味辛，温。主绝伤，补中，续筋骨，填髓脑，补续筋骨中之脂膏。安五脏，实脏中之脂膏。五缓六急，调和筋骨。风寒湿痹，漆得寒反坚，得湿反燥，故能除寒热也。生漆去长虫。生漆著人肌肤即腐烂，故亦能腐虫。久服轻身耐老。漆入地不朽，其质耐久，故有此效。

此以质为治。漆，树脂也。凡草木之脂最韧而不朽者，莫如漆。人身中非气非血而能充养筋骨者，皆脂膏也。气血皆有补法，而脂膏独无补法，则以树之脂膏力最厚者补之。而脂膏之中，凡风寒湿热之邪，留而不去者，得其气以相助，亦并能驱而漆之也。

辛　夷

味辛，温。主五脏、身体寒热，清气下陷之疾。寒风头脑痛，升散风邪。面䵟。去皮毛之风滞。久服，下气，轻身，明目，增年耐老。清气上升则浊气下降，而百体清宁，可永年矣。

辛夷与众木同植，必高于众木而后已，其性专于向上，故能升达清气。又得春气之最先，故能疏达肝气。又芳香清烈，能驱逐邪风头目之病。药不能尽达者，此为之引也。

桑上寄生

味苦，平。主腰痛，得桑之气，亦能助

筋骨也。小儿背强，驱脊间风。痛肿，和血脉。安胎，胎亦寄母腹者也。充肌肤，坚发齿，长须眉。养皮毛之血脉。其实主明目，桑性驱风，肝为风脏，而开窍于目，风去则目明也。轻身通神。寄生乃感风露之气以生，故服之亦有清虚之妙应。

寄生乃桑之精气所结，复生小树于枝间，有子之象焉，故能安胎。其性与桑相近，故亦能驱风养血。其生不著土，资天气而不资地气，故能滋养血脉于空虚之地，而取效更神也。

杜 仲

味辛，平。主腰脊痛，补中，益精气，坚筋骨，强志，其质坚韧者，其精气必足，故亦能坚定人身之筋骨气血也。除阴下痒湿，补皮利湿。小便余沥。坚溺管之气。久服，轻身耐老。强健肢体。

杜仲木之皮，木皮之韧且厚者此为最，故能补人之皮。又其中有丝连属不断，有筋之象焉，故又能续筋骨。因形以求理，则其效可知矣。

发　髿

味苦，温。主五癃，关格不通，利小便水道，滑润疏通之效。疗小儿痫，大人痓，仍自还神化。滋养络脉。

发为血之余，而《经》中所治之疾，皆主通经利便之功，何也？盖心与小肠为表里，心主血，发为血之余，则不能入心，而能入小肠，以小肠为心之出路也。且发亦毛类，肺主皮毛，而为水源，故能利水，非一定之理乎！其治痫、痉，则泻心家之痰饮，及滋润血脉之功也。《金匮要略》方治小便闭淋，用滑石、乱发，知用药悉遵《本经》者，惟仲景一人而已。

龙　骨

咸甘，平。主心腹鬼疰，精物老魅，纯阳能制阴邪。咳逆，敛气涤饮。泄痢脓血，女子漏下，收涩之功。癥瘕坚结，龙性善入，能穿破积滞。小儿热气惊痫。敛火安神。齿主小儿、大人惊痫，癫疾狂走，与骨同义，但齿则属肾、属骨，皆主闭藏，故于安神凝志之效尤多。心下结气，不能喘息，收降上焦游行之逆气。**诸痉，心经痰饮。杀精物。**义亦与骨同。久服，**轻身，通神明，延年。**龙能飞腾变化且多寿，故有此效。

龙得天地纯阳之气以生，藏时多，见时少。其性至动而能静，故其骨最粘涩，能收敛正气。凡心神耗散，肠胃滑脱之疾，皆能已之。阳之纯者，乃天地之正气，故在人身亦但敛正气，而不敛邪气。所以仲景于伤寒之邪气未尽者，亦用之。后之医者于斯义，盖未之审也。人身之神属阳，然神非若气血之有形质可补泻也，故治神为最难。龙者乘天地之元阳出入，而变化不测，乃天地之神也。以神治神，则气类相感，更佐以寒热温凉补泻之法，虽无形之病，不难治矣。天地之阳气有二：一为元阳之阳，一为阴阳之阳。阴阳之阳，分于太极既判之时，以日月为升降，而水火则其用也，与阴为对待，而不并于阴，此天地并立之义也。元阳之阳，存于太极未判之时，以寒暑为起伏，而雷雨则其用也，与阴为附丽而不杂于阴，此天包地之义也。龙者，正天地元阳之气所生，藏于水，而不离乎水者也。故春分阳气上，井泉冷，龙用事而能飞；秋分阳气下，井泉温，龙退蛰而能潜。人身五脏属阴，而肾尤为阴中之至阴，凡周身之水皆归之，故人之元阳藏焉。是肾为藏水之脏，而亦为藏火之脏也，所以阴分之火动而不藏者，亦用龙骨，盖借其气以藏之，必能自反其宅也。非格物穷理之极者，其孰能与于斯。

麝　香

　　味辛，温。主辟恶气，香气盛，则秽气除。杀鬼精物，香能胜邪。温疟，香散邪风。蛊毒，香能杀虫。痫痓，香通经络。去三虫。虫皆湿秽之所生，故亦能除之。久服除邪，不梦寤魇寐。魇寐由心气闭塞而成，香气通达则无此患。

　　此以气为治。麝喜食香草，其香气之精，结于脐内，为诸香之冠。香者气之正，正气盛，则自能除邪辟秽也。

牛　黄

　　味苦，平。主惊痫，通心化痰。寒热，热盛狂痓，清心家之热痰。除邪逐鬼。心气旺，则邪气自不能容也。

牛之精气不能运于周身，则成黄。牛属土，故其色黄也。凡治痰涎，皆以补脾为主，牛肉本能健脾化痰，而黄之功尤速。又黄必结于心下，故又能入手少阴、厥阴之分，以驱邪涤饮，而益其精气也。

白　胶

味甘，平。主伤中劳绝，腰痛羸瘦，皆骨节虚寒之证。补中益气，补血则中气自足也。妇人血闭无子，止痛，安胎。补冲脉血海之功。久服，轻身延年。精足血满，故有此效。

鹿之精气全在于角，角本下连督脉。鹿之角，于诸兽为最大，则鹿之督脉最盛可知，故能补人身之督脉。督脉为周身骨节之主，肾主骨，故又能补肾。角之中皆贯以血，冲为血海，故又能补冲脉，冲督盛而肾气强，则诸效自臻矣。

阿 胶

味甘，平。主心腹内崩，血脱之疾。劳极洒洒如疟状，劳倦则脾伤而血亏，此肝脾之寒热，故如疟也。腰腹痛，四肢酸疼，血枯之疾。女子下血，安胎。养血则血自止而胎安。久服，轻身益气。补血则气亦充。

阿井为济水之伏流，济之源为沇水，自沇水以至于阿井，伏见不常。若《夏书》所谓溢为荥，出于陶邱北者，皆伏流从下泛上者也。阿井在陶邱北三百里，泉虽流而不上泛，犹为伏脉中之静而沉者，过此则其水皆上泛成川，且与他泉水乱而不纯矣。故阿井之水，较其旁诸水重十之一二不等。人之血脉，宜伏而不宜见，宜沉而不宜浮。以之成胶，真止血调经之上药也。其必以驴皮煎者，驴肉能动风，肝为风脏而藏血，乃借风药以引入肝经也。又凡皮皆能补脾，脾为后天生血之本而统血，故又为补血药中之圣品。

丹 雄 鸡

味甘，微温。主女人崩中漏下，赤白沃，补脾疏肝。补虚温中，止血。滋养血脉。头主杀鬼，鸡得清肃之气而头为之会，故能除鬼邪。东门上者尤良。东门上者，东门上所磔鸡头，取阳方之生气也。肶胵裹黄皮，微寒，主泄利。鸡食沙石亦能消化，故治食积不化之泄利。**屎白主消渴**，鸡善食而不善饮，其肠胃不能容水，故主消渴。**伤寒寒热**。治伤寒有食邪之寒热。

　　凡血肉之物，鲜属金者，惟鸡于十二支属西，而身轻能飞，其声嘹亮，于五音属商，乃得金气之清虚者也。五脏之气，木能疏土，金能疏木，鸡属金，故能疏达肝气。本血肉之物，故又能不克伐而调养肝血也。

石　蜜

　　石蜜，野蜂于崖间石隙中采花所作也。疑古时未有养蜂之法，则以崖蜜为上，而土木中之蜜不用。今人养蜂收蜜其法最良，功同石蜜也。**味甘，平。主心腹邪气，养胃和中**。**诸惊痫痓，定心平肝。安五脏诸不足，**

益气补中，百花之精，脏腑经络皆受益也。止痛，甘能缓痛。解毒，香能辟秽恶之毒。除众病，诸花之性俱全。和百药。诸花之性俱化。久服，强志轻身，不饥，不老。精神充足故也。

蜜者，采百花之精华而成者也。天地春和之气，皆发于草木，草木之和气，皆发于花。花之精英，酿而为蜜，和合众性则不偏，委去糟粕则不滞。甘以养中，香以理气，真养生之上品也。但其性极和平，于治疾则无速效耳。凡天地之生气，皆正气也。天地之死气，皆邪气也。正则和平，邪则有毒。毒者，败正伤生之谓。蜜本百花之蕊，乃生气之所聚，生气旺，则死气不能犯，此解毒之义也。

桑螵蛸

味咸，平。主伤中疝瘕，瘀血凝结中焦。阴痿，益精生子，补益肾气。女子血闭，和通血脉。腰痛，强肾之经。通五淋，利小便水道。通肾之府。

桑螵蛸，桑上螳螂所生之子也。螳螂于诸虫中最有力，而其子最繁，则其肾之强可知。人之有子，皆本于肾，以子补肾，气相从也。桑性最能续伤和血，螵蛸在桑者，亦得桑之性，故有养血逐瘀之功。

藕实茎

一气相通，茎与实无异，非若他药之根实各殊也。味甘，平。主补中，味甘淡得中土之性。养神，气香而中虚。益气力，脾肾旺则气血强。除百疾。中和之性无偏杂之害也。久服，轻身耐老，不饥延年。和平之效。

藕者，水土之精也，故能养脾肾之阴。生水底污泥之中，而无处不香，无节不通，故又能疏达脾肾之气，而滋其血脉。湿而不滞，香而不燥，果中之圣品也。

橘　柚

味辛，温。主胸中瘕热逆气，开达上焦之气。利水谷。通利中焦之滞。久服，去臭，下气，通神。芳香辛烈，自能辟秽邪而通正气也。

橘柚通体皆香，而皮辛肉酸，乃肝脾通

气之药也。故凡肝气不舒，克贼脾土之疾，皆能已之。凡辛香之药皆上升，橘柚实酸，酸主敛，故又能降气，不专于散气也。

大 枣

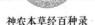

味甘，平。主心腹邪气，安中养脾，建立中气，则邪气自除。助十二经，平胃气，十二经皆受津液于脾胃，脾胃盛则十二经皆充也。通九窍，补而不滞。补少气、少津液，身中不足，周身气血无不补也。大惊，甘能缓急。四肢重，脾虚则重，旺则轻也。和百药。百药气味不齐而甘能调之。久服，轻身长年。皆补益后天之功。

枣味甘，而肉厚色赤，得火之色，土之味，故能建立中焦，温养脾胃，为后天之本。万物生于土，土气充盈，诸经自皆受益矣。

葡 萄

味甘，平。主筋骨湿痹，益气倍力，强筋燥湿。强志，肝藏魂。令人肥健耐饥，忍风寒。久服轻身，不老延年。皆培补肝脾之效。可作酒。

此以形为治，葡萄屈曲蔓延，冬卷春舒，与筋相似，故能补益筋骨。其实甘美，得土之正味，故又能滋养肌肉。肝主筋，脾主肉，乃肝脾交补之药也。

鸡头实

味甘，平。主湿痹，腰脊膝痛，下焦湿

痰之疾。补中，除暴疾，暴疾皆生于中气不足，中气足则无此疾矣。益精气，强志，肝肾足则心气亦宁也。令耳目聪明。充益诸窍。久服，轻身，不饥，耐老神仙。脾肾兼旺则诸效自臻矣。

鸡头生于水中，而其实甘淡，得土之正味，乃脾肾之药也。脾恶湿而肾恶燥，鸡头虽生水中，而淡渗甘香，则不伤于湿。质黏味涩，而又滑泽肥润，则不伤于燥。凡脾肾之药，往往相反，而此则相成，故尤足贵也。

中　品

石硫黄

味酸，温。主妇人阴蚀，阴湿所生之疾，惟阳燥之物能已之。疽痔恶血，亦下焦阴分之湿所生病也。坚筋骨，壮筋骨之阳气。除头秃，杀发根湿气所生之虫。能化金、银、铜、铁奇物。火克金也。

硫黄乃石中得火之精者也。石属阴而火属阳，寓至阳于至阴，故能治阴分中寒湿之疾。其气旺而性暴，故又能杀虫而化诸金也。

水　银

味辛，寒。主疥瘘，痂疡，白秃，杀皮

肤中虱，解皮毛中湿热之毒，虱亦湿热所生也。**堕胎。**至重能坠胎。又胎气始生，肝气养之，金克木则伤肝而胎堕也。**除热，杀金、银、铜、锡毒，**得五金之精气，故能除其毒也。**熔化还复为丹。**水银出于丹砂中者为多，故亦可炼成丹石，金精得火，变化不测，铅、汞皆如此。**久服，神仙不死。**以其不朽而能变化也。

水银，五金之精也，得五金之精气，而未成质，炼之亦能为金银等物。其所治，皆皮肤热毒之疾。盖肺属金而主皮毛，亦以气相感也。丹家炉鼎之术，以水银与铅为龙虎，合炼成丹，服之则能长生，久视，飞升羽化。自《参同契》以后，其说纷纷，高明之士，为所误者不一而足。夫水银乃五金之精，而未成金体者也。凡金无不畏火，惟水银则百炼如故，以其未成金质，中含水精，故火不得而伤之。其能点化为黄白者，亦因药物所炼，变其外貌，非能真作金银也。今乃以其质之不朽，欲借其气以固形体，真属支离。盖人与万物，本为异体。借物之气，以攻六邪，理之所有。借物之质，以永性命，理之所无。术士好作聪明，谈天谈易，似属可听，实则伏羲画卦，列圣系辞，何尝有长生二字，此乃假托大言以愚小智，其人已死，诡云尚在。试其术者，破家丧身，未死则不悟，既死则又不知。历世以来，昧者接踵，总由畏死贪生之念迫于中，而反以自速其死耳。悲夫！

磁 石

味辛，寒。主周痹，风湿，肢节中痛，不可持物，洗洗酸消，味辛则散风，石性燥则除湿，其治酸痛等疾者，以其能坚筋骨中之正气，则邪气自不能侵也。除大热，寒除热。烦满，重降逆。及耳聋。肾火炎上则耳聋，此能降火归肾。

凡五行之中，各有五行，所谓物物一太极也。如金一行也，银色白属肺，金色赤属心，铜色黄属脾，铅色青属肝，铁色黑属肾。石也者，金土之杂气，而得金之体为多，何以验之？天文家言星者，金之散气，而星陨即化为石，则石之属金无疑。而石之中亦分五金焉，磁石乃石中之铁精也，故与铁同气，而能相吸，铁属肾，故磁石亦补肾。肾主骨，故磁石坚筋壮骨；肾属冬令，主收藏，故磁石能收敛正气，以拒邪气。知此理，则凡药皆可类推矣。

阳起石

味咸，微温。主崩中漏下，寒滑之病。破子脏中血，癥瘕结气，寒热腹痛，无子，凡寒凝血滞之病皆能除之。阴痿不起，补不足。强肾补阳益气。

阳起石得火不燃，得日而飞；硫黄得日无焰，得火而发。皆为火之精，而各不同。盖阳起石禀日之阳气以成，天上阳火之精也；硫黄禀石之阳气以成，地上阴火之精也。所以硫黄能益人身阴火之阳，阳起石能益人身阳火之阳也。五行各有阴阳，亦可类推。

干 姜

味辛，温。主胸满，寒邪之在胸者则散之。咳逆上气，辛能润肺降逆。温中止血，血得暖而归经。出汗，辛能散逐寒气，使从汗出。逐风湿痹，治寒邪之在筋骨者。肠澼下痢，治寒邪之在肠胃者。生者尤良。辛散之品，尤取其气性之清烈也。久服，去臭气，通神明。辛甚气烈，故能辟秽通阳。

凡味厚之药主守，气厚之药主散。干姜气味俱厚，故散而能守。夫散不全散，守不全守，则旋转于经络脏腑之间，驱寒除湿，和血通气，所必然矣。故性虽猛峻，而不妨服食也。

苦 参

　　味苦，寒。主心腹结气，苦入心，以散热结之气。癥瘕积聚，苦极则能泄。黄疸，寒能除郁热。溺有余沥，心通于小肠，心火除则小肠郁塞之气通矣。逐水，小肠通则水去。除痈肿，诸疮皆属心火，心火清则痈肿自去也。补中，《内经》云：脾苦湿，急食苦以燥之，即此义也。明目止泪。寒清肝火，苦除肝湿。

　　此以味为治也。苦入心，寒除火，故苦参专治心经之火，与黄连功用相近。但黄连似去心脏之火为多，苦参似去心腑小肠之火为多。则以黄连之气味清，而苦参之气味浊也。

当 归

味甘，温。主咳逆上气，润肺气。温疟寒热，洗洗在皮肤中，皆风寒在血中之病。妇人漏下绝子，营血不足之病。诸恶疮疡，金疮，营血火郁及受伤之病。煮饮之。煮饮则能四达以行诸经。按：血在经络之中流行不息。故凡用行血补血之药，入汤剂者为多，入丸散者绝少。故古人治病，不但方不可苟，即法亦不可易也。

当归辛香而润，香则走脾，润则补血，故能透入中焦营气之分，而为补营之圣药。当归为血家必用之药，而《本经》无一字及于补血养血者，何也？盖气无形可骤生，血有形难速长。凡通闭顺气，和阴清火，降逆生津，去风利窍，一切滋润通和之品，皆能令阴气流通，不使亢阳致害，即所以生血也。当归辛芳温润，兼此数长，实为养血之要品，惟著其血充之效，则血之得所养，不待言而可知。此等当参全经而悟其理。

麻 黄

味苦，温。主中风伤寒，头痛温疟，发表出汗，去邪热气，凡风寒之在表者，无所不治，以能驱其邪，使皆从汗出也。止咳逆上气，轻扬能散肺邪。除寒热，散营卫之外邪。破癥坚积聚。散脏腑之内结。

麻黄轻扬上达，无气无味，乃气味之最清者，故能透出皮肤毛孔之外，又能深入积痰凝血之中。凡药力所不到之处，此能无微不至，较之气雄力厚者，其力更大。盖出入于空虚之地，则有形之气血不得而御之也。

芍 药

味苦。主邪气腹痛，肝气乘脾则痛，敛肝气则痛除。除血痹，肝邪凝滞之病。破坚积，寒热疝瘕，肝邪结聚之疾。止痛，血和则痛止。利小便，肝气下达于宗筋，故小便亦利。益气。肝气敛则受益。

芍药花大而荣，得春气为盛，而居百花之殿，故能收拾肝气，使归根反本，不至以有余肆暴，犯肺伤脾，乃养肝之圣药也。

玄 参

味苦，微寒。主腹中寒热，积聚，皆火气

凝结之疾。女子产乳余疾，产后血亏，冲脉之火易动。清血中之火，则诸疾平矣。补肾气，令人目明。除阴分之火，则头目清明矣。

玄参色黑属肾而性寒，故能除肾家浮游上升之火。但肾火有阳有阴，阳火发于气分，火盛则伤气。《内经》所谓壮火食气是也。阴火发于血分，火盛则伤血。《内经》所谓诸寒之而热者，取之阴是也。产后血脱则阴衰，而火无所制，又不可以寒凉折之；气血未宁，又不能纳峻补之剂。惟玄参宁火而带微补，用之最为的当也。

百　合

味甘，平。主邪气，腹胀心痛，肺气不舒之疾。利大小便，肺为水源。补中，甘能补脾。益气。肺主气，补肺则气益矣。

此以形为治也。百合色白而多瓣，其形似肺，始秋而花，又得金气之全者，故为清补肺金之药。

白 芷

味辛，温。主女人漏下赤白，血闭阴肿，风在下焦而兼湿热之证。寒热，风在营卫。风头侵目泪出，风在上窍。长肌肤，润泽，可作面脂。风气干燥，风去则肌肉生而润泽矣。

凡驱风之药，未有不枯耗精液者。白芷极香，能驱风燥湿，其质又极滑润，能和利血脉而不枯耗，用之则有利无害者也。盖古人用药，既知药性之所长，又度药性之所短，而后相人之气血，病之标本，参合研求，以定取舍，故能有显效而无隐害。此学者之所当殚心也。

黄 芩

味苦，平。**主诸热，黄疸，**大肠经中之郁热。**肠澼泄痢，**大肠腑中之郁热。**逐水，**水在肠中者。**下血闭，**血之在阳明者使从大便出。**恶疮疽蚀，火疡。**阳明主肌肉，凡肌肉热毒等病，此皆除之。

此以形色为治，黄芩中空而色黄，为大肠之药，故能除肠胃诸热病。黄色属土属脾，大肠属阳明燥金，而黄芩之黄属大肠，何也?盖胃与大肠为出纳水谷之道，皆统于脾。又金多借土之色以为色。义详决明条下，相参益显也。

狗 脊

味苦，平。主腰背强，关机缓急，周痹，寒湿膝痛，凡邪气之在骨节间者皆能治之。颇利老人。老人精血衰，则筋骨空隙中尤不能舒展，故于此药为尤宜也。

此以形为治。狗脊遍体生毛而多节，颇似狗之脊。诸兽之中，惟狗狡捷，而此药似之，故能入筋骨机关之际，去其凝滞寒湿之气，而使之强健利捷也。形同而性亦近，物理盖可推矣。

紫 草

味苦，寒。主心腹邪气，去心腹热邪。

五疸，湿热在血中。**补中益气，**营家之热清，则中焦和利。**利九窍，**诸窍不为邪热所闭。**通水道。**心气通于小肠。

紫草色紫而走心，心主血，又其性寒，故能治血家之热。

水 萍

味辛，寒。**主暴热，**得水之气，故能除热。**身痒，**湿热在皮肤。**下水气，**萍入水不濡，故能涤水。**胜酒，**水气盛则酒气散矣。**长须发，**益皮毛之血气。**主消渴。**得水气之助。**久服轻身。**亦如萍之轻也。

水萍生于水中，而能出水上，且其叶入水不濡，是其性能敌水者也。故凡水湿之病，皆能治之。其根不著土，而上浮水面，故又能益皮毛之疾。

泽 兰

味苦，微温。主乳妇内衄，清阳明经络湿热之邪。中风余疾，气温体轻，故能散余风。大腹水肿，身面四肢浮肿，骨节中水，统治内外一切水病。金疮，痈肿疮脓。亦皆湿毒之疾。

泽兰生于水中，而芳香透达，节实茎虚，能于人经络受湿之处分疏通利，无所隔碍。盖其质阴而气阳，故能行乎人身之阴而发之于阳也。

牡 丹

味辛，寒。主寒热，中风瘈疭，痉，惊

痫邪气，皆肝气所发之疾。除癥坚，瘀血留舍肠胃，色赤走血，气香能消散也。安五脏，五脏皆血气所留止，血气和则无不利矣。疗痈疮。清血家之毒火。

牡丹为花中之王，乃木气之最荣泽者，故能舒养肝气，和通经脉，与芍药功颇近。但芍药微主敛，而牡丹微主散，则以芍药味胜，牡丹气胜，味属阴而气属阳也。

吴茱萸

味辛，温。主温中下气，风寒上逆。止痛，散寒湿之痛。咳逆寒热，寒邪入肺。除湿血痹，辛能燥湿，温能行血也。逐风邪，开腠理，辛香散风通窍。

吴茱萸味极辛，辛属金，金平木，故为

驱逐肝风之要药。但肝风有二，一为挟寒之风，一为挟火之风。吴茱萸性温，于挟寒之风为宜，此又不可不审也。

栀 子

味苦，寒。主五内邪气，热邪之气。胃中热气，黄色入阳明，性寒能清热。面赤，酒疱皶鼻，白癞、赤癞，疮疡。此皆肌肉之病，乃阳明之表证也。

栀子正黄，亦得金色，故为阳明之药。但其气体清虚，走上而不走下，故不入大肠而入胃，胃在上焦故也。胃家之蕴热，惟此为能除之。又胃主肌肉，肌肉有近筋骨者，有近皮毛者，栀子形开似肺，肺主皮毛，故专治肌肉热毒之见于皮毛者也。

鹿 茸

味甘，温。主漏下恶血，血中之阳不能固摄。寒热，阳虚。惊痫，心火亏少。益气强志，补血之功。生齿不老。补肾之效。角：主恶疮痈肿，拓血中之毒。逐邪恶气，拓阴邪之气。留血在阴中。阴络之凝滞，得热而运行也。

鹿茸之中，惟一点胚血，不数日而即成角。此血中有真阳一点，通督脉，贯肾水，乃至灵至旺之物也。故入于人身为峻补阳血之要药。又其物流动生发，故又能逐瘀通血也。余义见"白胶"条下。鹿茸气体全而未发泄，故补阳益血之功多。鹿角则透发已尽，故拓毒消散之功胜。先后迟速之间，功效辄异，非明乎造化之机者，不能测也。

犀　角

犀有山犀、水犀二种，而水犀为妙。味苦，寒。主百毒虫疰，杀邪气之虫。邪鬼，灵气辟邪。瘴气。郁热之毒。杀钩吻、鸩羽、蛇毒，除邪，一切草木虫鸟之毒皆除之。不迷惑魇寐。解心经热邪，通心气。

牛属土，而犀则居水，水无兽，惟犀能伏其中，则其得水土之精可知。凡物之毒者，投水土则毒自化。犀得水土之精，故化毒之功为多。而其角中虚，有通灵之象，故又能养心除邪也。

伏　翼

味咸，平。主目瞑，明目，夜视有精

光。存养肝经阴气之精。久服，令人喜乐媚好无忧。肝气和则乐。

凡有翼能飞之物，夜则目盲。伏翼又名天鼠，即鼠类也，故日出则目瞑而藏，日入则目明而出，乃得阴气之精者也。肝属厥阴，而开窍于目，故资其气以养肝血，而济目力，感应之理也。物有殊能，必有殊气，皆可类推。

蚱 蝉

古人用蝉，今人用蜕，气性亦相近。味咸，寒。主小儿惊痫夜啼，癫病寒热。皆小儿风热之疾。

蚱蝉感凉风清露之气以生，身轻而声嘹亮，得金气之发扬者也。又脱落皮壳，亦属人身肺经之位，故其性能清火驱风，而散肺经之郁气。若其质轻虚，尤与小儿柔弱之体为宜也。蚱蝉日出有声，日入无声，止夜啼，取其意也。

白僵蚕

味咸。主小儿惊痫夜啼，风痰之病。去三虫，风气所生之虫。灭黑䵟，令人面色好，能去皮肤之风斑，令润泽。男子阴疡病。下体风湿。

蚕，食桑之虫也。桑能治风养血，故其性亦相近。僵蚕感风而僵，凡风气之疾，皆能治之，盖借其气以相感也。僵蚕因风以僵，而反能治风者，何也?盖邪之中人也，有气而无形，穿经透络，愈久愈深，以气类相反之药投之，则拒而不入，必得与之同类者，和入诸药，使为乡道，则药力至于病所，而邪与药相从，药性渐发，邪或从毛空出，或从二便出，不能复留矣，此即从治之法也。风寒暑湿，莫不皆然，此神而明之之道，不专恃正治奏功也。

下　品

附　子

味辛，温。主风寒咳逆邪气，寒邪逆在上焦。温中，除中焦之寒。金疮，血肉得暖而合。破癥坚积聚，血瘕，寒气凝结，血滞于中，得热乃行也。寒湿踒躄，拘挛，膝痛，不能行步。此寒邪之在下焦筋骨间者。

凡有毒之药，性寒者少，性热者多。寒性和缓，热性峻速，入于血气之中，刚暴驳烈，性发不支，脏腑娇柔之物，岂能无害，故须审慎用之。但热之有毒者，速而易见；而寒之有毒者，缓而难察，尤所当慎也。

半　夏

味辛，平。主伤寒寒热，寒热之在肺胃间者。心下坚，下气，辛能开肺降逆。喉咽肿痛，头眩，开降上焦之火。胸胀，咳逆，肠鸣，气降则通和，故能愈诸疾。止汗。涩敛肺气。

半夏色白而味辛，故能为肺经燥湿之药。肺属金，喜敛而不喜散，盖敛则肺叶垂而气顺，散则肺叶张而气逆。半夏之辛，与姜、桂之辛迥别，入喉则闭不能言，涂金疮则血不复出，辛中带涩，故能疏而又能敛也。又辛之敛，与酸之敛不同，酸则一主于敛，辛则敛之中有发散之意，尤与肺投合也。

大　黄

味苦，寒。主下瘀血，血闭，除血中热结之滞。寒热，血中积滞之寒热。破癥瘕积聚，凡腹中邪气之积无不除之。留饮宿食，荡涤肠胃，推陈致新，凡腹中饮食之积，无不除之。通利水谷，调中化食，助肠胃运化之力。安和五脏。邪积既去，则正气自和。

大黄色正黄而气香，得土之正气正色，故专主脾胃之疾。凡香者，无不燥而上升。大黄极滋润达下，故能入肠胃之中，攻涤其凝结之邪，而使之下降，乃驱逐停滞之良药也。

葶　苈

味辛，寒。主癥瘕，积聚结气，水饮所

结之疾。饮食寒热，**破坚逐邪**，亦皆水气之疾。**通利水道**。肺气降则水道自通。

葶苈滑润而香，专泻肺气。肺为水源，故能泻肺，即能泻水。凡积聚寒热从水气来者，此药主之。大黄之泻从中焦始，葶苈之泻从上焦始。故《伤寒论》中承气汤用大黄，而陷胸汤用葶苈也。

旋覆花

味咸，温。**主结气胁下满，惊悸**，除中上二焦结闭之疾。**除水**，咸能润下。**去五脏间寒热**，五脏留结不通所生之寒热。**补中下气**。开气下达，皆咸降之功。

此以味为治。凡草木之味，咸者绝少。咸皆治下，咸而能治上焦者尤少。惟此味咸而治上，为中上二焦之药。咸能软坚，故凡上中二焦凝滞坚结之疾，皆能除之。凡体轻气芳之药，往往能消寒热。盖寒热之疾，无不因郁遏而成。《内经》云：火郁则发之。轻芬之体能发散，故寒热除也。

藜 芦

味辛，寒。主蛊毒，味烈杀虫。咳逆，泄痢肠澼，除湿热之疾。头疡，疥瘙，恶疮，杀诸虫毒，去死肌。皆杀虫之功。

凡有毒之药，皆得五行刚暴偏杂之性以成。人身气血，乃天地中和之气所结，故服毒药者，往往受伤。疮疥等疾，久而性虫，亦与人身气血为类，故人服之，而有伤气血者，必能杀虫。惟用之得其法，乃有利而无弊，否则必至于两伤，不可不慎也。又毒之解毒，各有所宜。如燥毒之药，能去湿邪；寒毒之药，能去火邪。辨证施治，神而明之，非仅以毒攻毒四字可了其义也。

白 及

味苦，平。主痈肿，恶疮，败疽伤阴，死肌，解毒生肌。胃中邪气，养胃驱邪。贼风鬼击，非缓不收。和筋逐风。

此以质为治。白及气味冲淡和平，而体质滑润，又极黏腻。入于筋骨之中，能和柔滋养，与正气相调，则微邪自退也。

贯 众

味苦，微寒。主腹中邪热气，寒能除热。

诸毒，邪热之毒。**杀三虫。**湿热所生之虫。

贯众生于山涧之中，得天地清阴之气，故能除蕴热湿秽之疾。其体中虚而清芳，故能解中焦之毒。人身之虫，皆湿热所生。湿热除，则诸虫自消也。

连　翘

味苦，平。**主寒热，**火气所郁之寒热。**鼠瘘瘰疬，痈肿恶疮，瘿瘤结热，**皆肝经热结之证。**蛊毒。**湿热之虫。

凡药之寒热温凉，有归气分者，有归血分者。大抵气胜者治气，味胜者治血。连翘之气芳烈，而性清凉，故凡在气分之郁热，皆能已之。又味兼苦辛，应秋金之令，故又能除肝家留滞之邪毒也。

夏枯草

味苦辛，寒。主寒热，瘰疬，鼠瘘头疮，火气所发。破癥散瘿结气，火气所结。脚肿湿痹，湿热之在下者。轻身。湿火退则身健也。

此以物禀之气候为治，又一义也。凡物皆生于春，长于夏，惟此草至夏而枯。盖其性禀纯阴，得少阳之气勃然兴发，一交盛阳，阴气将尽，即成熟枯槁。故凡盛阳留结之病，用此为治，亦即枯灭，此天地感应之妙理也。凡药之以时候荣枯为治者，俱可类推。

水 蛭

味咸，平。主逐恶血，瘀血月闭，破血

瘕积聚，诸败血结滞之疾皆能除之。无子，恶血留于子宫则难孕。利水道，水蛭生于水中故也。

凡人身瘀血方阻，尚有生气者易治，阻之久，则无生气而难治。盖血既离经，与正气全不相属，投之轻药，则拒而不纳，药过峻，又反能伤未败之血，故治之极难。水蛭最喜食人之血，而性又迟缓善入，迟缓则生血不伤，善入则坚积易破，借其力以攻积久之滞，自有利而无害也。

桃核仁

味苦甘，平。主瘀血，血闭，瘕，邪气，凡血滞之疾皆除之。杀小虫。败血所生之虫。

桃得三月春和之气以生，而花色最鲜明似血，故凡血郁血结之疾，不能调和畅达者，此能入于其中而和之、散之。然其生血之功少，而去瘀之功多者，何也?盖桃核本非血类，故不能有所补益。若瘀瘕皆已败之，血非生气不能流通，桃之生气，皆在于仁，而味苦又能开泄，故能逐旧而不伤新也。